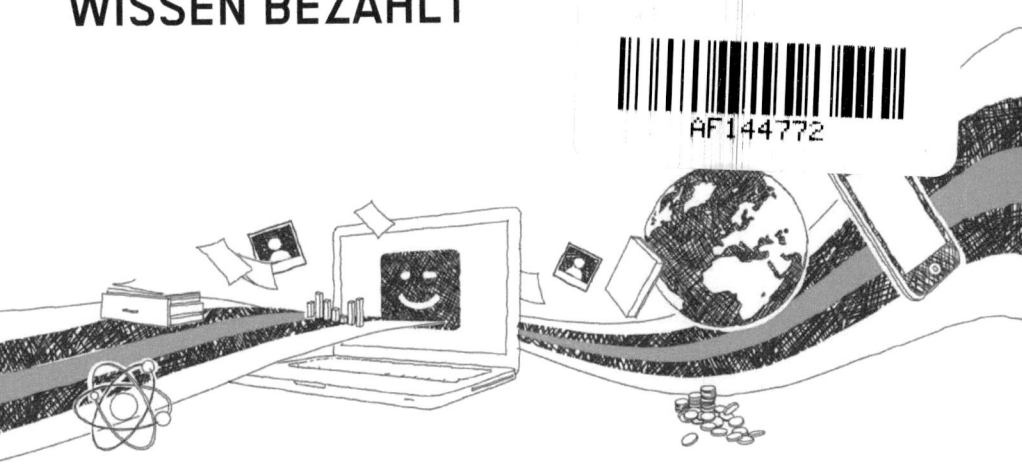

Bibliografische Information der Deutschen Nationalbibliothek:

Die Deutsche Bibliothek verzeichnet diese Publikation in der Deutschen National-bibliografie; detaillierte bibliografische Daten sind im Internet über http://dnb.d-nb.de/ abrufbar.

Dieses Werk sowie alle darin enthaltenen einzelnen Beiträge und Abbildungen sind urheberrechtlich geschützt. Jede Verwertung, die nicht ausdrücklich vom Urheberrechtsschutz zugelassen ist, bedarf der vorherigen Zustimmung des Verlages. Das gilt insbesondere für Vervielfältigungen, Bearbeitungen, Übersetzungen, Mikroverfilmungen, Auswertungen durch Datenbanken und für die Einspeicherung und Verarbeitung in elektronische Systeme. Alle Rechte, auch die des auszugsweisen Nachdrucks, der fotomechanischen Wiedergabe (einschließlich Mikrokopie) sowie der Auswertung durch Datenbanken oder ähnliche Einrichtungen, vorbehalten.

Impressum:

Copyright © 2016 GRIN Verlag, Open Publishing GmbH
Druck und Bindung: Books on Demand GmbH, Norderstedt Germany
ISBN: 9783668412378

Anonym

Coaching. Der Klient, sein Anliegen und die Auswahl des therapeutischen Ansatzes

Skript mit Fallbeispiel zur Lehrprobe

GRIN Verlag

Inhaltsverzeichnis

1 Einleitung

„Gib einem Mann einen Fisch und du ernährst ihn für einen Tag. Lehre einen Mann zu fischen und du ernährst ihn für sein Leben."

Diese Worte des chinesischen Philosophen Konfuzius spiegeln den Leitgedanken des Coachings in Form der „Hilfe zur Selbsthilfe" (Rauen, 2002, S. 68) sehr gut wider.

Doch was meint die Begrifflichkeit des Coachings eigentlich?

Anfänglich in den 1970er Jahren entstand der Begriff des Coachings in Zusammenhang mit einem entwicklungsorientierten sowie zielgerichteten Führungsstil, bei dem die fachliche Führung durch eine persönlichkeits- und motivationsbezogene Komponente ergänzt wurde (Böning & Fritschle-Böning, 2002, S. 26).

Nach Jahrzehnten der Veränderung und der Entwicklung des Terminus versteht man nach heutiger Auffassung unter „Coaching" eine intensive und systematische Förderung ergebnisorientierter Problem- und Selbstreflexion sowie Beratung von Personen und Gruppen zur Verbesserung der Erreichung selbstkongruenter Ziele oder zur bewussten Selbstveränderung und Selbstentwicklung (Greif, 2008, S. 59). Demnach kann es als „ein Entwicklungsinstrument für gesunde Menschen" angesehen werden (Dembowski, 2009; zitiert nach Pieter, 2015, S. 11).

Bezüglich dieser Definition basiert der Prozess des Coachings auf einer Vielzahl von therapeutischen Ansätzen, welche wiederum verschiedene Methoden zur Unterstützung des Klienten beinhalten.

In diesem Kontext setzt sich das vorliegende Skript mit dem systemischen Ansatz in Form des lösungsorientierten Ansatzes, man spricht auch von der lösungsfokussierten Kurztherapie nach Steve de Shazer sowie dessen Frau Insoo Kim Berg, auseinander und zeigt anhand der Schilderung eines Fallbeispiels auf, welche Methoden begründet geeignet sind, um das dargestellte Klientenanliegen lösungsorientiert bearbeiten zu können.

2 Vorgehensweise

Die Vorgehensweise des vorliegenden Skriptes sieht vor, dass in Kapitel 3 eine ausführliche Darstellung des betrachteten Klienten sowie seines Anliegens erfolgt.

Auf jener Basis setzt sich das darauffolgende Kapitel 4 mit dem zur Bearbeitung des Klientenanliegens ausgewählten therapeutischen Ansatz auseinander, wobei folgende vier Unterpunkte Berücksichtigung finden:

Im ersten Unterpunkt (Kapitel 4.1) werden die theoretischen Grundlagen des gewählten Ansatzes anhand entsprechender wissenschaftlicher Literatur erläutert, um auf dieser Grundlage in den weiteren Unterpunkten (Kapitel 4.2 bis Kapitel 4.4) abschließend drei Methoden vorstellen zu können, welche sich zur Ausarbeitung von Lösungsansätzen bzgl. des betrachteten Klientenanliegens begründet eignen.

3 Der Klient und sein Anliegen

Bei dem betrachteten Klienten handelt es sich um einen 27jährigen jungen Mann. Er ist sehr ehrgeizig, zielstrebig und hat die Tendenz, sich selbst in vielen Situationen stark unter Druck zu setzen. Sein Werdegang und sein Anliegen stellen sich wie folgt dar: Nach dem Abitur absolvierte der Klient erfolgreich einen Bachelor-Studiengang in Wirtschaftswissenschaften, um anschließend ein bezahltes Praktikum in der Marketing-Abteilung eines europaweit agierenden Unternehmens zu beginnen.

Nach einem Jahr Laufzeit bzgl. des Praktikums wurde der Klient als vollzeitbeschäftigter Marketing-Mitarbeiter übernommen. Innerhalb von zwei sehr erfolgreichen Jahren in dieser Position wurde er zum stellvertretenden Abteilungsleiter im Fachbereich „Marketing" befördert, was für ihn bedeutete, dass er neben den ihn bekannten fachlichen Aufgaben nun auch Personalverantwortung trug.

Um der neuen Herausforderung bestmöglich gewachsen sein zu können, und um im Unternehmen weiter aufsteigen zu können, begann der betrachtete junge Mann im Alter von 25 Jahren nebenberuflich ein Master-Studium mit dem Schwerpunkt „Marketing und Vertrieb" zu absolvieren. Auch jenen Studiengang beendete er zwei Jahre später erfolgreich und suchte schnellstmöglich das Gespräch mit der Unternehmensführung, um seine berufliche Entwicklung im Konzern auszuloten.

Trotz der zweijährigen Doppelbelastung war der betrachtete Klient stets mit „Herzblut", wie er es selbst bezeichnet, für das Unternehmen tätig und rechnete sich dementsprechend hohe Chancen für die vakante Position des Abteilungsleiters in seinem Fachbereich aus.

Im besagten Gespräch wurde er zwar auch für seine täglich in die Arbeit investierte Energie sowie für diverse erfolgreiche Marketing-Projekte gelobt, allerdings sahen ihn die Entscheider in Bezug auf die vakante Führungsposition als zu befangen und zurückhaltend an: In Meetings halte er sich oft zu bedeckt. Bei Präsentationen in Unternehmen potenzieller Auftraggeber fehle es ihm regelmäßig nicht nur an Überzeugungskraft, sondern er wirke, laut Aussage der Geschäftsführung, wortkarg - als wolle er sich regelrecht verstecken.

Die Geschäftsführung bat den jungen Mann, an sich zu arbeiten und stellte ihm in Aussicht, dass er nach erkennbarer Verhaltensoptimierung bei der nächsten Vergabe eines höheren Führungspostens berücksichtigt werden würde.

Die von der Unternehmensführung geschilderten Aspekte bzgl. der berufsspezifischen Verhaltensweise des Klienten sind dem jungen Mann nicht fremd. Er hat bereits in der Vergangenheit oft bzw. in regelmäßigen Abständen eine ausgeprägte Anspannung wahrgenommen, die u. a. mit einer Form der Sprachlosigkeit einhergeht, sobald er mit oder vor ihm höher gestellten Personen sprechen soll.

Als Beispiel hierfür dienen die von der Geschäftsführung erwähnten Präsentationen von Marketing-Konzepten bei potenziellen Auftraggebern: Hierbei hat der Klient stets das Gefühl, dass er von der Gunst der möglichen zukünftigen Kunden abhängig ist, so dass er auch jene Personen in dieser Situation als ihm höher gestellt empfindet. Laut seiner Aussage geht ihm dann u. a. folgender Gedanke durch den Kopf: „Wenn die mich und/oder mein Konzept nicht mögen, dann war alles umsonst. Ich bin von denen abhängig, denn ich brauche deren „Ja", um erfolgreich sein zu können und nicht umgekehrt."

In Bezug auf die von der Geschäftsleitung geäußerte Kritik ist zusätzlich anzumerken, dass der Klient jene Problematik jedoch nicht im Privatleben an den Tag legt. Weder seine Lebensgefährtin noch seine Freunde konnten ihm eine Form der Unsicherheit oder der mentalen Anspannung bestätigen.

Eine eigens vom Klienten durchgeführte Suche nach Gründen bzw. Ursachen für die Problematik führte zu keinem Ergebnis, so dass der 27jährige junge Mann aufgrund aller verdeutlichten Tatsachen bzgl. der Zielsetzung des Coachings konstatiert, dass er das aufgezeigte Verhalten, sein „Problem" wie er es bezeichnet, in den erläuterten Situationen des Berufsalltags abstellen möchte. Zudem schildert er, dass er „insgesamt an sich arbeiten möchte", um seinem Ziel in Form der Beförderung zum Abteilungsleiter näher zu kommen.

Um nach Aussage von Radatz (2003, S. 137) den Coaching-Prozess optimal für den jungen Klienten abstimmen zu können, wird er abschließend nach der von Radatz (2003, S. 137) vorgegebenen Klientensystematik als „echter" Kunde eingestuft. Die Begründung hierfür liegt in der Tatsache, dass der Klient freiwillig die externe Hilfe aufsucht sowie ein klar umrissenes Anliegen nennt, mit dem er sich zusammen mit dem Coach auseinandersetzen möchte. Zudem ist er in der Lage, Ziele zu erarbeiten, deren Erreichung unter dem eigenen Einfluss steht.

4 Auswahl eines therapeutischen Ansatzes

Wie in der Einleitung (Kapitel 1) bereits erwähnt, wird das Modell der lösungsorientier-ten bzw. lösungsfokussierten Kurztherapie, der sogenannten Solution Focused Brief Therapy (SFBT) nach de Shazer und Berg (de Shazer & Dolan, 2015, S. 17), gewählt. Es handelt sich um einen Ansatz, der auf dem systemischen Ansatz basiert, sich jedoch von dessen üblichen Überlegungen abgrenzt (de Shazer, 1989; zitiert nach Schlippe & Schweitzer, 2007, S. 35). Eine detaillierte Erläuterung beider Ansätze ist im folgenden Kapitel 4.1 zu finden.

4.1 Theoretische Grundlagen des gewählten Ansatzes

Systemischer Ansatz:

Das systemische Denken ist von ganz anderer Art als das Denkmodell, welches über zwei Jahrtausende die abendländische Kultur- und Geistesgeschichte prägte (Watzal, 2001, S. 3). Es ist im Gegensatz zum althergebrachten linearen Denkmodell nicht mehr ein Denken in Ursache und Wirkung, welches von A auf B schließt. Das systemische Denken deklariert, dass man es in der Natur niemals mit linearen Vorgängen zu tun hat, sondern stets mit einem äußerst komplexen Geschehen. Es lädt den Klienten ein, unsere bekannten und eingeschliffenen Verstehenssätze und Wahrnehmungsweisen neu zu überdenken (Watzal, 2001, S. 3).

Der systemische Ansatz wird verstanden als neue Art die Welt zu sehen und zu katego-risieren (Deutscher Verein für öffentliche und private Fürsorge e.V., 1997, S. 941). Ent-scheidend ist die Abkehr von einem linearen Ursache-Wirkungsdenken hin zu einem zirkulären Systemmodell, nach dem die Wirklichkeit eines Individuums untrennbar mit seinem Kontext verbunden ist. Dies Bedeutet, dass das Verhalten von Personen nur im jeweiligen Zusammenspiel der für sie wichtigen Beziehungen verstanden werden kann.

Der systemische Ansatz nutzt vorhandene Fähigkeiten, Strukturen und Ressourcen des Klienten für die Zusammenarbeit. Daher gilt es, den Klienten in seinem Bezugsrahmen zu begegnen und dessen persönliche Kompetenz zu steigern. Dabei kann er sein eigenes Handeln als Teil eines zirkulären Prozesses verstehen, an dem er selbst beteiligt ist. Grundlagen dieses Denk- und Handlungsmodells bilden die Kybernetik, die Systemtheorie, die Kommunikationstheorie sowie der Konstruktivismus (Watzal, 2001, S. 3).

Nach Pieter (2015, S. 50) wird das Coaching auf Basis des systemischen Ansatzes als eine ressourcen- und lösungsorientierte Prozessberatung verstanden. Pieter (2015, S. 50) folgert weiter, dass die Annahme, dass der Klient Experte seiner selbst ist und somit keine Lösung vom Coach vorgegeben wird, das Hauptmerkmal darstellt. Die systemtheoretische Grundlage dieses Verfahrens veranlasst den Coach, das Beziehungsgefüge des Klienten exakt zu analysieren und das Problem nicht ursächlich in der Person des jeweiligen Klienten zu suchen. Zum Beziehungsgefüge des Klienten wird damit ebenfalls das Beratungssystem hinzugezogen, welches für den Coach eine Fläche für stetige Reflexion bietet. Mit Hilfe der Ressourcen des Klienten werden dadurch Lösungen entwickelt, die vom Klienten als stimmig erlebt werden und neue Handlungsoptionen zur Problembewältigung eröffnen. Jene Verschiebung der Problemfokussierung hin zur Lösungsorientierung ist kennzeichnend für systemisches Arbeiten.

Nach Pieter (2015, S. 50) ist abschließend zu konstatieren, dass im Coaching nach dem systemischen Ansatz eine humanistische, konstruktive und lösungsorientierte Haltung die entscheidende Grundlage ist, mit der man einem Klienten begegnen sollte.

Lösungsorientierter Ansatz bzw. lösungsorientierte/-fokussierte Kurztherapie (SFBT):
Nachdem eingangs des Kapitels 4.1 der systemische Ansatz erläutert wurde, wird im Folgenden eine Abwandlung jener Therapie- bzw. Beratungsform erörtert: Der Ansatz der SFBT nach Steve de Shazer und seiner Frau Insoo Kim Berg ist nach Pieter (2015, S. 23) von den üblichen der systemischen Therapie abzugrenzen, da er sich vom ersten Kontakt an direkt auf die Lösung statt auf das Problem fokussiert.

Auch Walter und Peller (1999, S. 17 – 18) bestätigen die Aussage von Pieter: Laut ihrer Recherche zeichnete sich die Wissenschaft stets durch den Objektivismus der traditionellen Methode aus, bei dem die Kernfrage nach der Ursache des Problems im Vordergrund stand. Sie erläutern weiter (1999, S. 18), dass jene Frage voraussetzt, dass ein bestimmtes Problem wie auch eine bestimmte Ursache für exakt dieses Problem existieren. Die Frage setzt weiter voraus, dass man tatsächlich die Ursache des Problems herausfinden und jene Ursache beschreiben kann. Und schließlich setzt die Frage, „was ist die Ursache für das Problem?", voraus, dass eine Beziehung zwischen dem Herausfinden der Ursache und dem Lösen eines Problems besteht. Jene Voraussetzungen bedeuten, dass der Weg, ein Problem zu lösen, darin besteht, herauszufinden, welches die Ursache ist, so dass man dann Änderungen herbeiführen kann, indem die Ursache beseitigt wird.

Nach Walter und Peller (1999, S. 18) beinhaltet die Frage nach der Ursache des Problems demnach die Aussage, dass der Weg, ein bestimmtes Problem zu lösen, ebenfalls darin besteht, herauszufinden, was falsch ist und es dann zu beheben. Man versucht somit Probleme mit den Gesetzen der Mechanik zu verbinden – wenn der Rasenmäher nicht mehr funktioniert, wird nach der Ursache gesucht.

Nach Walter und Peller (1999, S. 21) stellt die SFBT in diesem Zusammenhang eine andere Frage: „Wie konstruieren wir Lösungen?" Jener Fragestellung liegt die Annahme zu Grunde, dass eine Ausrichtung auf das Positive, auf die Lösung und auf die Zukunft eine Veränderung in die gewünschte Richtung erleichtert (Walter & Peller, 1999, S. 99). Aufgrund dessen ergeben sich nach Walter und Peller (1999, S. 21) folgende Vorannahmen:

1. es gibt Lösungen,
2. es gibt mehr als eine Lösung,
3. sie sind konstruierbar,
4. Therapeuten/Coaches können sie konstruieren,
5. Therapeuten/Coaches erfinden Lösungen, anstatt dass sie entdeckt werden,
6. dieser Prozess bzw. diese Prozesse lassen sich ausdrücken und modellieren.

Jene Vorannahmen werden um zwölf Arbeitshypothesen, welche im Anhang dieses Skriptes dargestellt werden (Abbildung 1), ergänzt. Jene Hypothesen leiten das Denken und Handeln des Coaches und stellen so die Bedeutung sowie die Richtlinien bereit, so dass es ein umfassender Ansatz ist – eine spezifische Art zu denken, zu sprechen und mit dem Klienten umzugehen (Walter & Peller, 1999, S. 54).

Sie geben dem Coach und dem Klienten die Freiheit, in der Lösungsfindung kreativ zu sein – mit der Gewissheit, dass man in allen Handlungen geleitet wird. Immer, wenn der Coaching-Prozess ins Stocken gerät, können jene Arbeitshypothesen benutzt werden, um über Lösungskonstruktionen nachzudenken und anschließend weitergehen zu können (Walter & Peller, 1999, S. 27).

Die Fragestellung, „Wie konstruieren wir Lösungen?", führt dazu, dass man sich innerhalb eines Coaching-Prozesses von der Ursache weg, hin zur Lösungen bewegt. Zudem wird das Augenmerk von der Vergangenheit, in der nach Ursachen gesucht wird, in die Gegenwart und Zukunft verlagert. Dies bedeutet, dass man sich von den eingangs traditionellen, linearen Vorstellungen über Kausalität wegbewegt und man sich auf eine relativistische und konstruktivistische Sichtweise sowie auf eine Zukunftsorientierung fokussiert (Walter & Peller, 1999, S. 23).

Aufgrund jener Tatsachen kann resümiert werden, dass die lösungsorientierte Kurztherapie bzw. die SFBT als Antwort auf die Frage: „Wie konstruieren wir Lösungen?" zu begreifen ist. Die SFBT ist weder eine Sammlung noch eine Ableitung von Techniken; sie spiegelt vielmehr grundlegende Annahmen über Änderung, Interaktion und das Erreichen von Zielen wider (Walter & Peller, 1999, S. 23).

In diesem Kontext soll abschließend nach de Shazer und Dolan (2015, S. 26) die differenzierte Aufgabe des Therapeuten/Coaches in der SFBT erläutert werden. Sie unterscheidet sich von der Rolle, die er in vielen anderen therapeutischen Ansätzen einnimmt. Lösungsfokussiert arbeitende Coaches akzeptieren, dass es in der therapeutischen Organisation zwar eine Hierarchie gibt, diese Hierarchie aber tendenziell eher egalitär und demokratischer Natur ist als autoritär. Sie geben keine Urteile über den jeweiligen Klienten ab und vermeiden es, über die hinter seinen Wünschen, Bedürfnissen oder Verhaltensweisen stehenden Bedeutungen Interpretationen anzustellen. Die Aufgabe des nach der SBFT arbeitenden Coaches soll die sein, dass er Optionen auszuweiten und nicht einzuschränken versucht. Nach Cantwell und Holmes (1994, S. 17) leitet er das Gespräch, tut dies aber auf behutsame Weise und tritt dabei gewissermaßen „einen Schritt zurück". Statt dass der Coach die Präsentationen des Klienten interpretiert, ihn beschwatzt, ermahnt oder zu etwas drängt, „klopft er ihm auf die Schulter" und weist ihn darauf hin, dass auch eine andere Richtung überlegenswert sei (Berg & Dolan, 2001, S. 3).

4.2 Vorstellung Methode 1 und Begründung

Die Frage nach Veränderungen vor Beginn der Beratung stellt im erklärten Fallbeispiel die erste Methode dar. Nach de Shazer und Dolan (2015, S. 29) sollte der Coach gleich zu Beginn oder in den frühen Phasen des ersten Therapiegespräches jene Frage stellen. Eine mögliche Formulierung kann hierbei die folgende sein: „Sind Ihnen, seit Sie den Termin für diese Sitzung gemacht haben, irgendwelche Veränderungen aufgefallen, die bereits eingetreten sind oder die sich im Moment abzeichnen?" De Shazer und Dolan (2015, S. 29 – 30) erläutern weiter, dass es auf diese Frage drei Möglichkeiten der Reaktion gibt.

Erstens: Der Klient sagt, dass überhaupt nichts geschehen sei. In diesem Fall führt der Coach die Sitzung wie gewohnt weiter und beginnt das Gespräch mit z. B. der Frage: „Wie kann ich Ihnen heute helfen?" oder „Was müsste heute geschehen, damit diese Sitzung wirklich hilfreich für Sie ist?"

Zweitens: Der Klient antwortet, dass die Situation sich zu bessern beginne oder besser geworden sei. In diesem Fall stellt der Coach viele Fragen zu den Veränderungen, die sich abzuzeichnen beginnen, was die Erhebung zahlreicher Einzelheiten erfordert. Damit beginnt der Prozess des „Sprechens über Lösungen", in dem von Anfang an die Stärken und Resilienzen des Klienten betont werden und der es dem Coach erlaubt, z. B. die Frage zu stellen: „Angenommen, diese Veränderungen würden weiterhin in diese Richtung gehen; wäre es dann das, was Sie gerne hätten?" Diese Frage bietet die Möglichkeit, ein konkretes, bejahendes und an Veränderung orientiertes Ziel zu fokussieren.

Drittens: Der Klient teilt mit, dass die Situation gleich geblieben sei. In diesem Fall kann der Coach z. B. fragen: „ Ist es ungewöhnlich, dass die Situation nicht schlimmer geworden ist?" oder „Wie haben Sie überhaupt verhindern können, dass die Situation nicht schlimmer geworden ist?" Solche Fragen können Informationen über frühere Lösungen und Ausnahmen aufdecken und diese zum Thema eines lösungsfokussierten Gesprächs werden lassen.

Nach Weiner-Davis (1987; zitiert nach Schlippe & Schweitzer, 2012, S. 57) tritt bei 2/3 der Klienten die zweite Möglichkeit ein: Vor Beginn des Coachings werden wünschenswerte Veränderungen bzgl. des Problems wahrgenommen, so dass diese Ausnahmen von der Problemsituation oder auch „funktionierenden Anteile", die die Klienten bereits erfahren haben, für die Lösungskonstruktion aufgenommen werden können und mit ihnen der Fokus von der Problemfokussierung auf die Lösungsorientierung verschoben wird.

In diesem Zusammenhang wird in Kapitel 3 geschildert, dass die Problematik nicht immer, sondern „regelmäßig" bzw. „oft" im Berufsalltag und im Gegensatz dazu in der Freizeit gar nicht auftritt, so dass an dieser Stelle „Ausnahmen von der Problemsituation" nach Weiner-Davis (1987; zitiert nach Schlippe & Schweitzer, 2012, S. 57) zu verzeichnen sind. Mit Hilfe der Frage nach Veränderungen vor Coaching-Beginn werden dem Klienten jene Ausnahmen bewusst und können zur Lösungskonstruktion aufgenommen und ebenfalls zur Förderung des Fokus auf die Lösungsorientierung und vor allem auf das Positive herangezogen werden.

Auch die Tatsache, dass der betrachtete Klient bereits eigenständig eine Ursachensuche bzgl. der Problematik vollzogen hat (Kapitel 3) im Zusammenspiel mit seiner Aussage (Kapitel 3), dass er sein „Problem" in diversen Situationen des Berufsalltags abstellen möchte, lässt auf eine Tendenz zur Problemfokussierung schließen. Der Klient spricht stets vom „Problem" bzw. vom „Abstellen des Problems", nicht von Lösungen, so dass die Frage nach Veränderung vor Beginn des Coachings und die dadurch entstehende Wahrnehmung von Ausnahmen auch an dieser Stelle eine gesteigerte Lösungsorientierung auslösen können und sich positiv auf den Coaching-Prozess des Klienten auswirken können

4.3 Vorstellung Methode 2 und Begründung

Die zweite Methode bzgl. der Problemlösung des Klienten beinhaltet die Fragetechnik der Wunderfrage. Nach DeJong und Berg (2003, S. 138) ist jene Frage durch Zufall entstanden. Als Erste experimentierte Insoo Kim Berg mit dieser Intervention als Reaktion auf eine Klientin, die in ihrer Verzweiflung sagte: „Vielleicht kann mir nur ein Wunder helfen." Berg und ihre Kollegen erkannten rasch, wie gut man mit diesem Konzept Klienten dazu motivieren kann, sich Gedanken darüber zu machen, wie das Leben sein würde, wenn das Problem verschwunden wäre.

Nach Pieter (2015, S. 25) wird bei jener Frage nach Ausnahmen gefragt, die noch gar nicht passiert sind. Eine mögliche Formulierung bietet de Shazer (1988, S. 5) an: „Stellen Sie sich vor, es wäre Nacht und sie schliefen, und es passierte ein Wunder, und das Problem wäre gelöst. Wie würden Sie das wissen? Was würde anders sein? Wie würde

Ihre Lebensgefährtin (bezogen auf den betrachteten Klienten) es wissen, ohne dass sie ihr ein Wort darüber sagen?"

Nach Walter und Peller (1999, S. 99 – 101) wird der Klient durch diese Frage aufgefordert, sich in einen Rahmen zu begeben, in dem das Problem gelöst ist oder gelöst werden kann. Jener Rahmen des „Weges zum Ziel" ermöglicht eine prozessorientierte Antwort, welche eine Ausrichtung auf das Positive und somit auf die Lösungsfokussierung begünstigt. Wie bereits in Kapitel 4.2 erörtert ist jener Aspekt sehr hilfreich und damit entscheidend für den betrachteten Klienten. Die Wunderfrage stellt somit eine Möglichkeit dar, die Fokussierung auf die Lösung auch im weiteren Verlauf des Coaching-Prozesses zu fördern und ist somit als Ergänzung zur Frage nach Veränderungen vor Beginn der Beratung anzusehen, welche die Lösungsorientierung am Anfang des Coachings forciert.

Pieter (2015, S. 26) ergänzt, dass es entscheidend ist, genauer zu erfragen, was nach dem Eintreten des Wunders geschieht. Dadurch werden bei der Wunderfrage zwei Effekte erzeugt. Zum einen ist sie derart unverbindlich, dass man Veränderungen phantasieren kann, ohne sich gleich für deren Herstellung verantwortlich fühlen zu müssen. Zum anderen stellt ein Klient häufig fest, dass das, was er nach dem Wunder tun würde, nichts Unnatürliches ist, sondern recht einfache handfeste Tätigkeiten sind.

Da der betrachtete Klient wie in Kapitel 3 geschildert sehr ehrgeizig ist und sich in vielen Situationen selbst oft unter Druck setzt, kann ihm jene Form der Fragestellung nicht nur durch ihre hypothetische Formulierung, sondern auch das Aufzeigen der simplen Aufgaben nach dem Eintreten des Wunders, jenen selbsterzeugten Druck nehmen, was den Coaching-Prozess für ihn mental erleichtern wird.

In diesem Kontext führen de Shazer und Dolan (2015, S. 74) an, dass die Wunderfrage ebenfalls eine Möglichkeit darstellt, um Ziele zu entwickeln. Sie erläutern, dass allen Arten der Kurztherapie gemeinsam ist, dass sie mit dem Ende beginnen, d. h., man versucht herauszufinden, wann ein Klient weiß, dass er sein Ziel erreicht hat, um zu erkennen, wann man das Coaching beenden muss.

Aus Kapitel 3 geht hervor, dass der 27jährige Klient, zwar das eindeutige Ziel verfolgt, sein problematisches Verhalten in den jeweiligen beruflichen Situationen abzustellen, jedoch spricht er im Weiteren davon, dass er „insgesamt an sich arbeiten möchte", so dass man diesbezüglich die Wunderfrage einsetzten kann, um an dieser Stelle eine greifbarerer Zieldefinition erreichen zu können. An dieser Stelle kann sich der Coach einer Arbeitshilfe bedienen, welche sich als Abbildung 2 im Anhang des Skriptes befindet. Es handelt sich um ein Schema nach Walter und Peller (1999, S. 110), welches die Kriterien für eindeutig definierte Ziele umfasst.

Wie die in Kapitel 4.2 vorgestellte Methode 1 eignet sich auch die Wunderfrage dazu, Ausnahmen des Problems herauszukristallisieren. In diesem Bezug zählen die Momente zu den Ausnahmen des Problems, die besonders wichtig sind und nicht übersehen werden dürfen, in denen das Wunder bereits Wirklichkeit ist. Wenn der Coach immer wieder nach Einzelheiten des Wunderbildes, d. h. nach der Zukunft, wie der Klient sie sich wünscht, fragt – „Was wird nach dem Wunder noch anders sein?" - , antworten zahlreiche Klienten mit Sätzen wie: „…und am anderen Tag ist es dann passiert." Die Begründung hierfür liegt in der Tatsache, dass die von den Klienten beschriebenen Wunder stets partiell auf Hoffnungen für die Zukunft gerichtet sind und zudem partiell auf früheren Erfahrungen beruhen (de Shazer & Dolan, 2015, S. 75 – 76).

Um dem Klienten den Übergang in diese Denkrichtung zu erleichtern, kann der Coach z. B. eine Frage wie diese stellen: „Geschieht das Wunder auch schon einmal in kleinen Häppchen – auch, wenn es vielleicht nur sehr kleine Häppchen sind?" (de Shazer & Dolan, 2015, S. 76).

Insofern folgern de Shazer und Dolan (2015, S. 76), dass mit der Wunderfrage das Therapiegespräch dahin gelenkt wird, dass Ausnahmen des Problems thematisiert werden können. Der Nutzen, welchen die Fokussierung auf die Ausnahmen für den betrachteten Klienten mit sich bringt, wurde bereits ausführlich in Kapitel 4.2 geschildert.

In diesem Zusammenhang zeigt Abbildung 3 im Anhang des Skriptes eine Arbeitshilfe nach Walter und Peller (1999, S. 129) für den Coach, welche eine Sequenz von Fragen zur Konstruktion von Ausnahmen enthält.

Steve De Shazer und Yvonne Dolan (2015, S. 76) berichten darüber, dass die Überzahl der Therapiesitzungen bzw. Coaching-Gespräche damit beginnen, dass Klienten von Rückschritten erzählen, oder auch darüber berichten, wie sich die Dinge immer gravierender zum Schlechteren entwickeln.

Wenn man die Wunderfrage auf die hier beschriebene Weise stellt, dann verlaufen jene Gespräche hingegen so, dass die Klienten, die in ihrem Leben bereits Wirklichkeit gewordenen Aspekte des Wunders beschreiben und in der Regel auch zu schildern beginnen, was bereits besser geworden ist, seit sie sich für eine externe Unterstützung entschieden haben. In allen Sitzungen dieser Art sprechen die Klienten darüber, wie sich ihr Leben zum Besseren wendet, und manche Klienten berichten auch davon, was sie unternehmen, damit ihr Leben besser wird. Es wird von Fortschritten und persönlicher Weiterentwicklung erzählt, so dass die Klienten mit Hilfe der Wunderfrage die Sitzung mit einer Geschichte über Fortschritte, die sich gerade in ihrem Leben ereignen, verlassen (de Shazer & Dolan, 2015, S. 76).

Jener Ausrichtung auf das Positive hat wie in Kapitel 4.1 erläutert eine Erleichterung der Veränderung in die gewünschte Richtung zur Folge, was für den betrachteten Klienten bedeutet, dass ihm die Wunderfrage den Weg zur Lösungsfokussierung bzw. zur Lösung selbst (positiv und lösungsorientiert formuliert: Steigerung des Entspannungszustandes in den beschriebenen beruflichen Situationen) vereinfachen kann.

Ein weiterer Aspekt, welcher für die Anwendung der Wunderfrage spricht, ist die Aussage von de Shazer und Dolan (2015, S. 75), dass zahlreiche Klienten auf die Wunderfrage so reagieren, als ob sie das, was am Tag nach dem Wunder geschehen würde, auch tatsächlich erleben würden. Klienten unterstreichen ihre Beschreibungen oftmals mit Körperbewegungen, als ob sie das, was sie beschreiben, ausführten und durchlebten. De Shazer und Dolan (2015, S. 75) erörtern weiter, dass in solchen Situationen bei ihnen das Gefühl entsteht, als ob die Beschreibung des Wunders eine Art Generalprobe oder das virtuelle Erleben dieses Wunders für den jeweiligen Klienten sei. Er hat die Möglichkeit, seine Ziele zu visualisieren und sie dadurch leichter zu realisieren. Für de Shazer und Dolan (2015, S. 75) ist dies der gewichtigste Grund, um die Wunderfrage zu stellen.

Da der junge Klient bereits in der Vergangenheit die Problematik an sich beobachtet hat und dadurch eine Art „Gewöhnungseffekt" an jene Verhaltensweise entstanden ist, ist es durchaus vorstellbar, dass es ihm nicht leicht fällt, sich vorzustellen, ein selbstsichereres Verhalten z. B. in Gegenwart seiner Vorgesetzten an den Tag zu legen, so dass ihm die von de Shazer und Dolan geschilderte Visualisierung des gewünschten Verhaltens mit Hilfe der Wunderfrage eine Unterstützung in der Realisierung jenes Verhaltens sein wird.

4.4 Vorstellung Methode 3 und Begründung

Nach Pieter (2015, S. 26) haben zusätzlich zu den Fragetechniken die Hausaufgaben in der lösungsfokussierten Beratung einen hohen Stellenwert. Die Hausaufgaben in der SFBT sind geprägt von Kreativität und Leichtigkeit, mit denen oft simple Lösungen für scheinbar schwerwiegende Probleme gefunden werden.

Dabei verfolgen sie das Ziel, der Annahme der Klienten, sie hätten ihr Verhaltensrepertoire für die Problemlösung ausgeschöpft, entgegenzuwirken. Walter und Peller (1999, S. 151) bestätigen, dass sich Hausaufgaben für das Konstruieren von Lösungen eignen und ergänzen, dass sie sich aus dem Prozess der Sitzung ergeben. Auch in diesem Kontext ist auf Abbildung 2 im Anhang hinzuweisen. Die Arbeitshilfe umfasst neben den Kriterien für eindeutig definierte Ziele auch die drei Hauptfragen einer Lösungsorientierung. Folgende Hausaufgaben sind für Walter und Peller (1999, S. 152) grundlegend:

1. Beobachten Sie Positives.
2. Tun Sie mehr der positiven Dinge.
3. Finden Sie heraus, wie die spontanen Ausnahmen geschehen.
4. Realisieren Sie ein kleines Stück der hypothetischen Lösung.

Dabei ist die erste Aufgabe allgemeiner Art und kann immer verwendet werden. Die Aufgaben zwei bis vier ergeben sich direkt, wie aus der Abbildung 4 im Anhang dieses Skriptes zu entnehmen ist, aus dem weiteren Prozess auf dem Weg, Lösungen zu konstruieren (Walter & Peller, 1999, S. 152). Im Folgenden werden die einzelnen Hausaufgaben näher erläutert.

Die erste Hausaufgabe („Beobachten Sie Positives") kann sowohl als Einzelaufgabe als auch in Verbindung mit den anderen drei Aufgaben verwendet werden. Sie beinhaltet lediglich die Beobachtung, ohne etwas dabei zu tun, ist eine abgewandelte Form der Standardaufgabe des Erstgesprächs und wurde im „Brief Family Therapy Center" entwickelt (Walter & Peller, 1999, S. 152). Nach Walter und Peller (1999, S. 152) kann eine mögliche Formulierung der Frage wie folgt lauten: „Ich möchte, dass Sie zwischen dieser und der nächsten Sitzung beobachten, was in ihrem Leben passiert, was Sie gerne fortsetzen würden?" De Shazer & Molnar (1983; zitiert nach Schlippe & Schweitzer, 2007, S. 36) bieten zum Vergleich folgenden Wortlaut an: „In dieser Zeit von jetzt zu unserem nächstem Treffen möchte ich, dass Sie genau beobachten, was in ihrem Leben so bleiben soll wie bisher!"

Jene Hausaufgabe richtet sich auf den Erfahrungswert, dass Klienten dazu neigen, ihre Aufmerksamkeit auf die wahrgenommene Stabilität eines problematisches Musters zu richten und Abweichungen davon nicht wahrzunehmen (Pieter, 2015, S. 26).

Walter und Peller (1999, S. 152) führen fort, dass diese Aufgabe den Klienten ermöglicht, sich spezifischer auf das zu konzentrieren, was in ihrem Leben und ihrem definierten Zielbereich positiv läuft. Dahinter steht die Absicht, dass Klienten ihren Fokus auf das Positive richten und anfangen, einige der spezifischen Wege wahrzunehmen, wo Sie Positives realisieren und sich im Bereich ihres Ziels befinden.

In diesem Zusammenhang wurde die Wichtigkeit der Fokussierung auf das Ziel sowie auf das Positive (z. B. Ausnahmen) in Bezug auf den 27jährigen Klienten in diesem Skript bereits ausgiebig deklariert.

Die zweite Hausaufgabe („Tun Sie mehr der positiven Dinge") kommt nach Walter und Peller (1999, S. 154) zum Einsatz, wenn im Gespräch Ausnahmen oder bereits im Lösungsbereich entstehende Veränderungen erarbeitet werden und diese vom jeweiligen Klienten willkürlich und von ihm kontrolliert sind. In diesem Fall sollte der Coach den Klienten dazu anleiten, die Ausnahme aufrecht zu erhalten und zu beobachten, was geschieht.

Im betrachteten Fallbeispiel dieses Skriptes wurde bereits erörtert, dass die Problematik des Klienten zum einen nicht in jeder Situation (z. B. nicht im privaten Bereich) und zum anderen auch nicht immer in den beschriebenen beruflichen Situationen auftritt, so dass an dieser Stelle die erläuterte Hausaufgabe angewandt werden kann, um jene Ausnahmen regelmäßiger auftreten zu lassen, und um daraus mögliche neue Lösungsansätze ableiten zu können.

Eine Abwandlung der zweiten Hausaufgabe formulieren De Shazer und Molnar (1983; zitiert nach Schlippe & Schweitzer, 2007, S. 36) mit folgendem Beispielsatz: „Machen Sie etwas ganz anderes!"

Nach Pieter (2015, S. 26) besteht hierbei die Veränderung des Musters einfach in der Überraschung, etwas anders zu tun als gewohnt. Insbesondere in Fällen immer wiederkehrender Interaktionsschleifen, die beklagt werden, eignet sich diese Intervention.

Da die Problematik des betrachteten Klienten zwar nicht immer besteht, dafür aber wiederkehrend ist, beinhaltet diese Aufgabe, dass der Klient versucht, sich in beruflichen Situationen mit Vorgesetzten anders als gewohnt zu verhalten, um durch diese Andersartigkeit etwas Positives zu erleben. Z. B. könnte er seine Vorgesetzten anders als er es üblicherweise macht begrüßen und dabei beobachten, ob etwas Neues bzw. Anderes geschieht, und wie es sich für ihn anfühlt, so dass auch an dieser Stelle Lösungsansätze kreiert werden können.

Wenn Klienten Ausnahmen, über die sie in der Sitzung berichten, außerhalb ihres Kontrollbereichs oder als etwas Spontanes erleben, oder wenn sie sich nicht erklären können, wie die Ausnahmen geschehen, kann die dritte Hausaufgabe („Finden Sie heraus, wie die spontanen Ausnahmen geschehen") vorgeschlagen werden (Walter & Peller, 1999, S. 156). Sie lenkt die Aufmerksamkeit des jeweiligen Klienten darauf, wie die Ausnahmen ausgeführt werden. Die gängigste Aufgabe, mit der man das hervorlockt, ist „ein so tun, als ob" (Walter & Peller, 1999, S. 156).

In Bezug auf jene Hausaufgabe sollte der junge Klient im Fallbeispiel versuchen, herauszufinden, was in den Situationen, in denen die Problematik nicht auftritt, anders ist, und wie es zu dieser Andersartigkeit kommt. In seinem Fall könnte sich jene Hausaufgabe wie folgt darstellen:

Der Klient versucht zum einen, sich in Gesprächen mit Vorgesetzten so zu verhalten bzw. zu fühlen, als ob es ein Gespräch im privaten Bereich wäre. Zum anderen sollte er versuchen, jene (wenige) Gespräche mit Vorgesetzten zu reflektieren, bei denen er u. a. nicht das Gefühl der Anspannung wahrnimmt bzw. wahrgenommen hat, um aus ihnen zu lernen, wie das Gefühl entsteht, und um danach in mehreren ähnlichen beruflichen Situationen so zu tun, als habe er das besagte Gefühl der z. B. Anspannung und der Unsicherheit nicht. Nach Walter und Peller (1999, S. 157) wird der Klient bei Beendigung dieser Hausaufgabe Unterschiede in seinem Verhalten feststellen und diese mit dem Coach anschließend besprechen.

Aufgrund der Tatsache, dass der betrachtete Klient über situative Ausnahmen verfügt und diese auch erläutert, soll an dieser Stelle betont werden, dass die vierte Hausaufgabe keine Anwendung bzgl. des Fallbeispiels im Skript findet und lediglich der Vollständigkeit halber kurz erläutert wird.

Die Hausaufgabe „Realisieren Sie ein kleines Stück der hypothetischen Lösung" tritt dann in Kraft, wenn der Coach über keine andere Information als die der hypothetischen Lösung verfügt. Das kann darauf zurückzuführen sein, dass zu wenig Zeit vorhanden war, um Ausnahmen zu erfragen, oder wenn trotz Bemühungen keine Ausnahmen formuliert wurden. In diesen Fällen wird dem jeweiligen Klienten vorgeschlagen, dass er sich mit einem kleinen Teil der Lösung experimentell selbstständig als Hausaufgabe auseinandersetzen möge (Walter & Peller, 1999, S. 157 – 158).

5 Literaturverzeichnis

Berg, I.K. & Dolan, Y. (2001). *Tales of solutions: A collection of hop-inspirung stories.* New York: Norton.

Böning, U. & Fritschle-Böning, B. (2005). *Coaching fürs Business.* Bonn: Manager Seminar-Verl.

Cantwell, P. & Holmes, S. (1994). Social construction: A paradigm shift for systemic therapy and training. *The Australian and New Zealand Journal of Family Therapy 15* (1), 17-26.

DeJong, P. & Berg, I.K. (2003). *Lösungen (er)finden* (5., verb. und erw. Aufl.). Dortmund: Verlag Modernes Leben.

De Shazer, S. (1988). *Clues. Investigating Solutions in Brief Therapy.* New York: Norton.

De Shazer, S. & Dolan, Y. (2015). *Mehr als ein Wunder: Lösungsfokussierte Kurztherapie heute* (vierte Auflage). Heidelberg: Carl-Auer Verlag GmbH.

Deutscher Verein für öffentliche und private Fürsorge e.V. (1997). *Fachlexikon der sozialen Arbeit* (4. Aufl.). Baden-Baden: Nomos.

Greif, S. (2008). *Coaching und ergebnisorientierte Selbstreflexion. Theorie, Forschung und Praxis des Einzel- und Gruppencoachings.* Göttingen: Hogrefe.

Pieter, A. (2015). *Studienbrief „Coaching II – Methoden zur Gestaltung".* Saarbrücken: Deutsche Hochschule für Prävention und Gesundheitsmanagement.

Raddatz, S. (2003). *Beratung ohne Ratschlag. Systemisches Coaching für Führungs-Kräfte, Berater(innen); ein Praxishandbuch mit den Grundlagen systemisch-kostruktivistischen Denkens, Fragetechniken und Coachingkonzepten* (3. Aufl.). Wien: Systemisches Management.

Rauen, C. (2002). *Handbuch Coaching.* Göttingen: Hogrefe.

Schlippe, A. v. & Schweitzer, J. (2007). *Lehrbuch der systemischen Therapie und Beratung* (10. Aufl.). Göttingen: Vandenhoeck und Ruprecht.

Schlippe, A. v. & Schweitzer, J. (2012). *Lehrbuch der systemischen Therapie und Beratung* (12. Überarbeitete Auflage). Göttingen: Vandenhoeck und Ruprecht.

Walter, J. L. & Peller, J. E. (1999). *Systemische Therapie. Lösungs-orientierte Kurztherapie. Ein Lehr- und Lernbuch* (4. Aufl.). Dortmund: Löer Druck GmbH.

Watzal, O. (2001). *Der Systemische Ansatz in Theorie und Praxis.* Hausarbeit, Philosophisch-Theologische Hochschule der Salesianer Don Boscos Benediktbeuern. Benediktbeuern.

6 Abbildungsverzeichnis

7 Anhang

7.1 Anhangsverzeichnis

Anhang 1: Die zwölf Arbeitshypothesen des lösungsorientierten Ansatzes bzw. der lösungsfokussierten Kurztherapie (SFBT)

---

1. Eine Ausrichtung auf das Positive, auf die Lösung und auf die Zukunft erleichtert eine Veränderung in die gewünschte Richtung.
2. Ausnahmen zu jedem Problem können von Coaches/Therapeuten und Klienten erschaffen und zur Konstruktion von Lösungen benutzt werden.
3. Änderung tritt immer auf.
4. Kleine Änderungen führen zu größeren Änderungen.
5. Klienten sind immer kooperativ. Sie zeigen einem ihre Überzeugung, wie Änderung eintreten kann. Wenn ihr Denken und Handeln zutreffend verstanden wird, ist Kooperieren unvermeidlich.
6. Menschen haben alles, was sie brauchen, um ihr Problem zu lösen.
7. Bedeutung und Erfahrung sind interaktional konstruiert.
8. Handlungen und Beschreibungen sind zirkulär.
9. Die Bedeutung einer Botschaft ist die Antwort, die der Coach/Therapeut erhält.
10. Therapie ist ein ziel- und lösungsorientiertes Vorhaben – mit dem Klienten als Experten.
11. Jede Änderung, wie Klienten ein Ziel (eine Lösung) beschreiben und/oder was sie tun, beeinflusst zukünftige Interaktionen zwischen allen Beteiligten.
12. Die Mitglieder einer Coachig-/Behandlungsgruppe sind diejenigen, die ein gemeinsames Ziel teilen und den Wunsch ausdrücken, etwas zu tun, damit es eintritt.

Abbildung 1: Die zwölf Arbeitshypothesen der lösungsorientierten Ansatzes bzw. der lösungsfokussierten Kurztherapie (SFBT) nach Walter und Peller (1999, S. 53 – 54)

Anhang 2: Arbeitshilfe (Medium) für den Coach – Schema zur Umfassung der drei Hauptfragen zur Lösungsorientierung und Zieldefinition

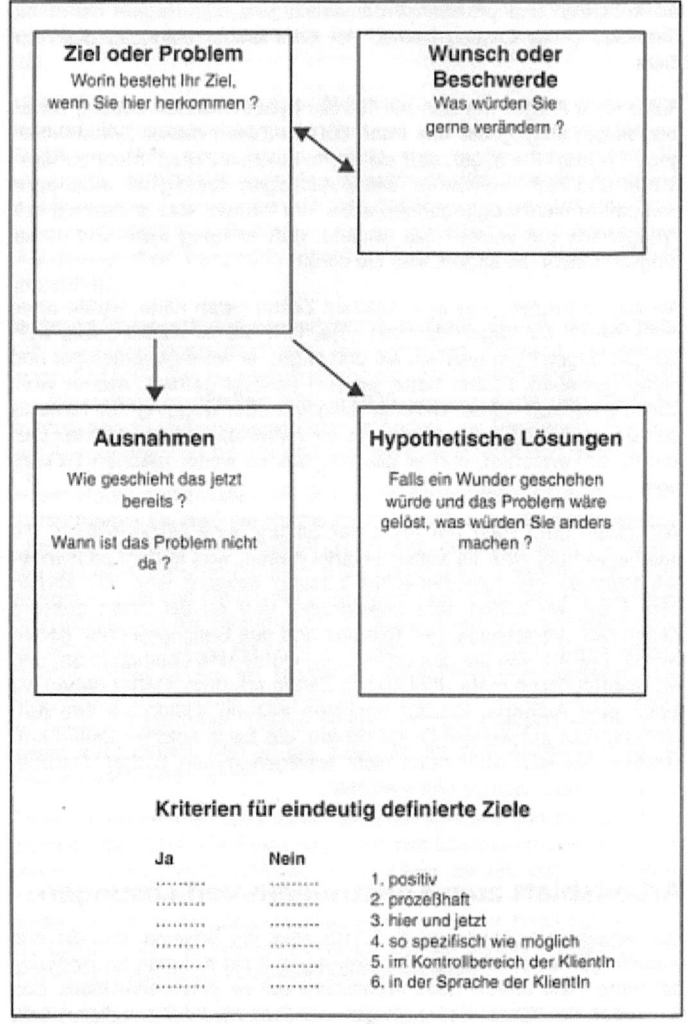

Abbildung 2: Arbeitshilfe (Medium) für den Coach – Schema zur Umfassung der drei Hauptfragen zur Lösungsorientierung und Zieldefinition (Walter & Peller, 1999, S. 110)

Anhang 3: Arbeitshilfe (Medium) für den Coach – Sequenz von Fragen zur Konstruktion von Ausnahmen

Ausnahmen herausstellen

In einer Zielaussage: Wann tun Sie bereits schon etwas von dem, was Sie wollen? ....

....

In einer Problemaussage: Wann tritt das Problem nicht auf? ....

....

Kontextuelle Unterschiede

Was ist in diesen Zeiten anders? ....

....

Spezifizierungen

Innerhalb des Bezugsrahmens der KlientIn:

Was machen Sie anders? ....

....

Wie denken Sie anders? ....

....

Außerhalb des Bezugsrahmens der KlientIn:

Wie nehmen andere Sie wahr, wenn Sie anders handeln? ....

....

Wenn andere denken, Sie handeln anders, wie handeln die anderen anders? ....

....

Verbinden und Rahmen

So, wenn Sie weiter diese Dinge tun, denken Sie, daß Sie am Anfang eines Weges sind, das zu bekommen, was Sie sich von Ihrem Hierherkommen erhoffen? ....

....

Das Ziel verfolgen, Ausnahmen aufrechtzuerhalten

Wie werden Sie das aufrechterhalten?

Wie sagen Sie voraus, daß Sie dies aufrechterhalten werden? ....

....

Wie werden andere wissen, daß Sie dies aufrechterhalten? ....

....

Abbildung 3: Arbeitshilfe (Medium) für den Coach – Sequenz von Fragen zur Konstruktion von Ausnahmen (Walter & Peller, 1999, S. 129)

Anhang 4: Wege, Lösungen zu konstruieren

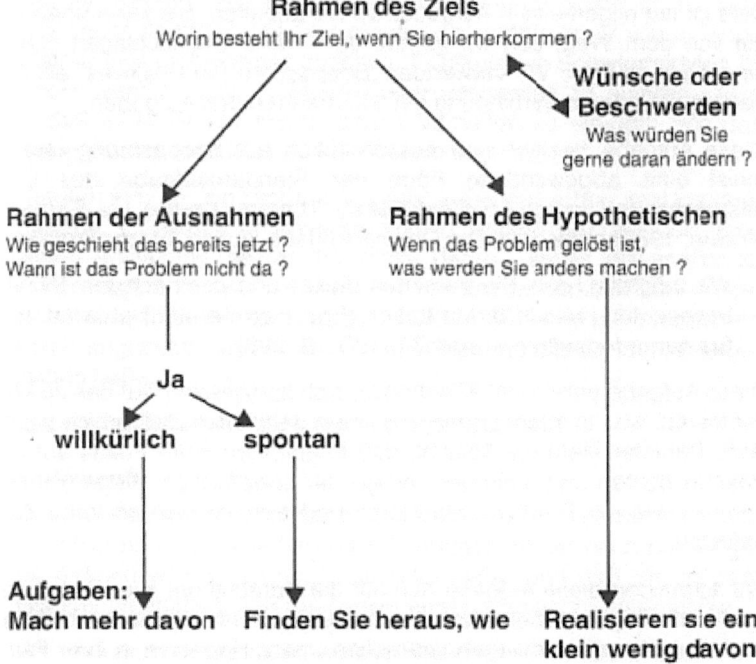

Rahmen des Ziels
Worin besteht Ihr Ziel, wenn Sie hierherkommen ?

Wünsche oder Beschwerden
Was würden Sie
gerne daran ändern ?

Rahmen der Ausnahmen
Wie geschieht das bereits jetzt ?
Wann ist das Problem nicht da ?

Rahmen des Hypothetischen
Wenn das Problem gelöst ist,
was werden Sie anders machen ?

Ja

willkürlich   **spontan**

Aufgaben:
Mach mehr davon   **Finden Sie heraus, wie**   **Realisieren sie ein klein wenig davon**

Abbildung 4: Wege, Lösungen zu konstruiere (Walter & Peller, 1999, S. 151)

BEI GRIN MACHT SICH IHR WISSEN BEZAHLT

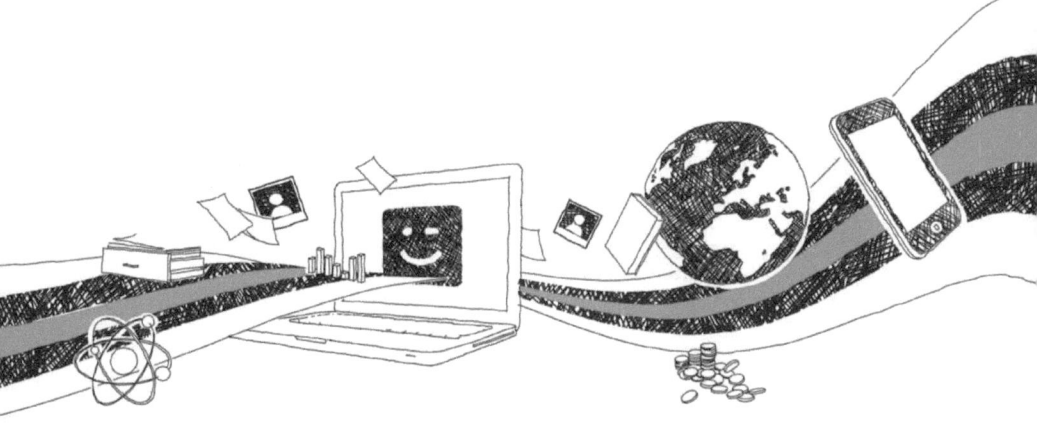

- Wir veröffentlichen Ihre Hausarbeit,
  Bachelor- und Masterarbeit

- Ihr eigenes eBook und Buch -
  weltweit in allen wichtigen Shops

- Verdienen Sie an jedem Verkauf

Jetzt bei www.GRIN.com hochladen und kostenlos publizieren

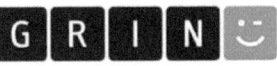